Fettverbrennung am Bauch

Abnehmen in 3 Tagen

Inhaltsverzeichnis

Einleitung

Abnehmen in 3 Tagen soll funktionieren? Als du dieses Buch gesehen hast, wirst du dir bestimmt diese Frage gestellt haben. Aber die Antwort lautet „Ja“. Natürlich wirst du jetzt nicht gleich zehn Kilogramm verlieren und dir einen komplett durchtrainierten Körper zulegen. Das wäre dann doch eher der Zauberei zuzuordnen. Aber innerhalb von drei Tagen kannst du tatsächlich sehr viel erreichen, ganz ohne magische Kräfte.

Jeder von uns kann abnehmen, es ist biologisch in unserem Körper so vorgesehen. Du wirst dich jetzt trotzdem fragen „Wieso habe ich dann immer noch diese lästigen Fettpolster und nicht einen tollen Körper?“ Sei nicht frustriert, du musst einfach nur wissen, wie es geht. Stell dir das Abnehmen vor, wie ein Rezept. Du weißt nur, was am Ende dabei herauskommen soll, aber du weißt nicht, welche Zutaten genau du brauchst und wie du sie so verarbeitest, dass am Ende etwas Gutes dabei rauskommt. Also liest du das Rezept, gehst Schritt für Schritt alles durch und voilà: Fertig ist das Endergebnis.

Genau so wird auch dieses Buch dir das Abnehmen innerhalb von drei Tagen beschreiben. Es ist überhaupt nicht kompliziert, du musst einfach nur wissen, was du brauchst und wie du es durchführst. Und am Ende wirst du wahrscheinlich sogar lachen. Glaub mir!

Viele Diäten versprechen viel in kurzer Zeit und du wirst bestimmt auch die eine oder andere ausprobiert haben, nur um an Tag 4 dem Jo-Jo-Effekt zum Opfer zu fallen. Also was machen wir anders?

Wir geben dir hier eine Anleitung, wie man abnimmt, ohne anschließendem Jo-Jo-Effekt. Dein Training und deine Ernährung während der besagten drei Tage werden so aussehen, dass dein Körper das eben verlorene Fett nicht wiederaufbaut. Du wirst vielleicht auch gemerkt haben, dass wir keine genauen Angaben dazu machen, wie viel du abnehmen wirst. Das hat zwei Gründe: zum einen wirst du nicht nur Fettmasse verlieren, sondern gleichzeitig Muskeln aufbauen und die haben auch ein gewisses Gewicht. Zum anderen ist jeder Körper anders. Jeder von uns startet mit unterschiedlichen Voraussetzungen in diese drei Tage. Unsere Stoffwechsel sind unterschiedlich schnell, wir haben unterschiedliche Mengen Fett zu verlieren, jeder hat ein anderes Alter und andere Lebensgewohnheiten. All diese Faktoren bestimmen am Ende, wie viel Gewicht wir verlieren werden. Also ist es unmöglich vorherzusagen, wie viele Kilogramm das werden, denn wir kennen dich leider nicht. Wir können dir nur sagen, dass du Gewicht verlieren wirst, deinen Bauch straffen und dich besser fühlen wirst. So viel steht fest!

Kapitel 1: Wieso habe ich Bauchfett

Fett war einmal etwas Gutes. Wenn wir die Zeit zurückdrehen und uns unsere Vorfahren in der Steinzeit ansehen, werden wir feststellen, dass wir Fettpolster im Laufe der Evolution erhielten und dass sie uns über tausende Generationen hinweg unser Überleben sicherten.

In den meisten Gegenden der Erde hatten Menschen in der Steinzeit keine gesicherten Nahrungsquellen. Es gab für alle Völker eine oder mehrere Perioden im Jahr, während denen es keine oder nur wenig Nahrung gab, sei es wegen Trockenheit, Monsun oder dem Winter. Aus diesem Grund haben sich die Menschen (und auch viele Tiere) so entwickelt, dass sie Fett als Notreserve anlegen können. Wer damals dünn war, hat die nächste Hungersnot schlichtweg nicht überstanden. Wer verhungert ist, hat sich zu Lebzeiten nicht oder nur kaum fortpflanzen können, während die dicken Leute den Winter überlebten und mehr Kinder bekamen. Im Laufe der Jahrhunderte und Jahrtausende hat sich also die Genetik der Menschheit mehr und mehr darauf ausgerichtet, Fett für Notzeiten anzulegen.

Um dieses Fettpolster anzulegen, hat sich unser Körper viele Tricks angeeignet. So hat sich für die Steinzeitmenschen erwiesen, dass alle, die Faulheit praktizieren, weniger Energie verbrennen und somit wieder mehr Überlebenschancen in der Hungerzeit bekommen. Unser innerer Schweinehund hat unseren Vorfahren tatsächlich das Leben gerettet!

Statistisch gesehen haben außerdem von der Steinzeit bis heute kurze und füllige Frauen mehr Kinder, als schlanke und große Frauen. Mit anderen Worten – die meisten unserer Vorfahren hatten eine Mutter, die leicht zum Übergewicht neigte. Diese Gene wurden natürlich brav an uns alle vererbt.

Und schließlich gibt es die Ernährung. In der Steinzeit gab es noch keine Ernährungswissenschaftler, die uns peinlich genau erklären konnten, was wir wann essen sollten und wieso. Die Menschen mussten instinktiv handeln und unser Gehirn führte dabei Regie. Schauen wir uns mal den Zuckerkonsum an. Beinahe ausnahmslos alle Menschen in den heutigen Industrienationen essen zu viel Zucker, obwohl wir alle wissen, dass er nicht gut für uns ist. Der Hintergrund dafür liegt ebenfalls in der Vergangenheit.

Zucker bietet uns schnelle Energie. Wer also vor einer Gefahr fliehen musste, wollte genau diese Energie haben. Außerdem braucht unser Körper doch eine gewisse Menge an Zucker (ja, ganz ohne geht es auch nicht) und in damaligen Zeiten war Zucker das rarste Gut überhaupt. Die Menschen jagten Tiere und sammelten Pflanzen. Zucker kam hingegen nur in reifen Früchten, in Muttermilch und in Honig vor. Außerdem war ein süßlicher Geschmack ein Qualitätsmerkmal von Nahrung. Unsere Vorfahren hatten schließlich auch keine Literatur zu Pflanzen und deren Eigenschaften. Bitterer Geschmack deutet meistens auf eine giftige Pflanze hin. Daher mögen wir bis heute bittere Dinge nicht sehr. Saurer Geschmack war ein Zeichen für unreife Früchte oder eine große Anzahl an potenziell schädlichen Bakterien. Also ist sauer auch heute noch etwas, das wir nur in

Maßen genießen wollen. Süß hingegen ist das Zeichen für reife Früchte und für einwandfreie Qualität eines Lebensmittels.

Leider kam nun die Industrialisierung unserer Evolution ein kleines bisschen in die Quere und plötzlich haben wir alle ein Problem mit überschüssigen Fettpolstern. Wir müssen nicht mehr hungern und schlechte Zeiten überstehen. Es gibt Zucker in Hülle und Fülle und er ist überall erreichbar.

Warum ist das Fett jetzt aber gerade am Bauch? Wieso können wir nicht einfach in der Oberweite zunehmen, das würde doch ganz nett aussehen?

Im Allgemeinen nehmen wir überall am Körper zu. Nur hat der Bauch eine spezielle Schwäche für Fettpolster. Generell wird die Einlagerung von Fett durch kohlenhydratreiche Kost, wie eben zu viel Zucker und Getreideprodukte stark gefördert.

Es zeigt sich, dass Bauchfett von zwei Faktoren stark begünstig wird. Zum einen ist das die relativ geringe Durchblutung des Bauchgewebes an der Oberfläche. Wir bewegen unsere Bauchmuskulatur leider nicht ausgiebig genug, also ist die

Durchblutung nur relativ gering und somit kann sich der Stoffwechsel dort verlangsamen und Fett wird angesetzt. Du wirst das am besten merken, wenn du Sport treibst, denn oft fühlt sich der Bauch und auch der Po immer noch relativ kühl an, wenn die Beine schon am Überhitzen sind.

Der andere Faktor ist der Stress. Es hat sich gezeigt, dass das Stresshormon Cortisol Muskeln zersetzt und zum anderen die Anlagerung von Fettgewebe in der Bauchgegend fördert. Cortisol kommt von chronischem Stress, Bewegungsmangel oder einer Therapie mit Cortison. Gegen letztere können wir leider nicht viel unternehmen, aber die ersten zwei Faktoren werden die meisten von uns ansprechen.

Wer lebt denn heute noch ohne Stress?

Also atme erst mal tief durch, entspann dich und lies dann weiter.

Wahrscheinlich hast du gerade aus diesen Stressgründen keine Zeit gehabt, dich mit einem langfristigen Abnehmprogramm auseinander zu setzen.

Gute Nachricht: Dafür gibt es diese dreitägige Diät für Kurzentschlossene. Vergiss den Stressabbau, das Umstellen deines kompletten Lebens und so weiter. Du kannst auch in kurzer Zeit einiges erreichen.

Bewegungsmangel hängt oft auch mit dem Stress zusammen, denn wir haben oft keine Zeit, um Bewegung in unser Leben einzubauen. Dabei kann es ganz leicht sein, dazu kommen wir später im Kapitel „Wie es weiter geht".

Du kannst versuchen, etwas gegen deinen Stress zu unternehmen, oder auch nicht. Allerdings solltest du wirklich daran arbeiten, zumindest während der drei Tage dieses Programms deinen Stresspegel zu reduzieren, du wirst dir später dankbar dafür sein.

Kapitel 2: Abnehmen einfach erklärt

Abnehmen klingt immer sehr schwierig (genug Leute scheitern schließlich andauernd daran) aber es ist ehrlich gesagt einer der Erfolge im Leben, die am leichtesten zu erreichen sind. Der Grund dafür ist, dass das Abnehmen ganz allein deine Angelegenheit ist. Du bist nicht von anderen Leuten abhängig. Überleg nur mal, wie andere Lebensbereiche aussehen: du willst zu einer bestimmten Zeit in den Urlaub, aber dein Partner bekommt in der Zeit nicht frei? Du würdest gerne einen besseren Job haben, aber die Bewerbungen sind erfolglos? Du willst endlich mal wieder ausgehen, aber der Babysitter ist krank?

Beim Abnehmen bist du von anderen Leuten, ihren Entscheidungen, Lebenssituationen und Meinungen völlig unabhängig.

Was meinst du jetzt? Klingt Abnehmen immer noch so schwierig? Du siehst, du musst es nur in die richtige Relation setzen und auf einmal klingt es einfacher, als alles andere im Leben.

Hier kommt gleich mal der erste Schritt zu deiner neuen Figur: deine Entscheidung zur Veränderung.

Du musst diese Entscheidung persönlich treffen, wir oder jemand anderes kann das nicht für dich übernehmen. Wenn dir eine andere Person sagt, dass du mal abnehmen solltest, dann wird dich das wahrscheinlich nur verletzen und du wirst nichts tun. Wenn du aber dir selbst sagst „Ich möchte dieses Fettpolster hier loswerden und künftig wieder in meine Lieblingshose passen, ohne dass der Knopf platzt!", dann hast du hiermit schon eine exzellente Voraussetzung geschaffen. Nun musst du auch dabeibleiben und dazu stehen. Eine Entscheidung bedeutet, dass du eine Aktion planst (hier das Abnehmen) und alle anderen Möglichkeiten keine Chance mehr haben. Du kannst nicht sagen, „Ja, ich will abnehmen, aber nein, ich will nichts dafür tun". Hier sind wir wieder in der Abteilung Magie, die leider zum Fantasy Genre gehört.

Also bedeutet das, dass deine Entscheidung unanfechtbar sein muss. Du musst hier alle anderen Möglichkeiten (nichts tun, viel essen, usw.) bewusst ausscheiden lassen und dich fortan auf dein Ziel konzentrieren. Wieso schreiben wir jetzt so viel über Psychologie? Der Buchtitel sagte doch etwas über Abnehmen...

Ganz einfach: Wenn du die besagte Entscheidung für dich triffst, dann kann dich niemand mehr aufhalten. Dein Tunnelblick, der nur aufs Ziel gerichtet ist, wird dich auch genau dorthin führen.

Durch diese Entscheidung wird Abnehmen von der Unmöglichkeit zur Möglichkeit und dann zur Realität.

Ganz einfach gesagt funktioniert Abnehmen, wie eine Rechnung aus der Grundschule.

Du nimmst die Kalorienaufnahme und ziehst davon deinen Kalorienverbrauch ab. Wenn das Ergebnis eine positive Zahl ist, nimmst du zu, wenn es eine negative Zahl ist, nimmst du ab.

Der Kalorienverbrauch setzt sich aus zwei verschiedenen Komponenten zusammen: Dem Grundumsatz und dem Leistungsumsatz.

Der Grundumsatz ist die Menge an Kalorien, die dein Körper pro Tag im Ruhezustand benötigt, um alle wichtigen Funktionen aufrecht zu erhalten. Dazu gehört das Gehirn, welches übrigens ein Energiefresser ist, die Muskulatur für Atmung Herzschlag, Verdauung usw. Und schließlich muss dein Körper Wärme produzieren. Dieser Grundumsatz variiert je nach Geschlecht, Muskelmasse, Alter und Gewicht. Eine Frau mittleren Alters mit Gewicht von 60

Kilogramm hat einen Grundumsatz von etwa 1350 Kilokalorien pro Tag. Auf den Grundumsatz hast du nicht viel Einfluss, er ist mehr oder weniger, was er ist.

Hinzu kommt der Leistungsumsatz, also die Menge an Kalorien, die du durch Bewegung verbrauchst. Dies ist deine Stellschraube, an der du drehen kannst, um deinen Kalorienverbrauch zu erhöhen. Bei sehr leichter körperlicher Betätigung, wie Schreibtischjob und mit dem Auto fast überall hinfahren, erhöht sich dein Kalorienverbrauch nur um 10-20% gegenüber dem Grundverbrauch. Unsere Frau aus dem Beispiel würde hiermit ihren Verbrauch also nur auf höchstens 1620 Kilokalorien steigern.

Der Leistungsumsatz kann deinen Verbrauch um bis zu 100% des Grundumsatzes steigern. Allerdings müsste deine Berufsbezeichnung dafür schon Marathonläufer, Radrennfahrer oder so ähnlich heißen. Mit anderen Worten: selbst wenn du dich viel körperlich betätigst, kommst du als normale Person höchstens auf 50%, und das auch nur an manchen Tagen.

Deine zwei Wege zu einer negativen Energiebilanz (also Fettabbau) lauten Ernährung und Stoffwechselbeschleunigung.

Zur Ernährung kommen wir im nächsten Kapitel, aber so viel schon mal vorweg. Es kommt nicht nur darauf an, wie viel du isst, sondern auch was genau du isst. Und Essen ist nur die halbe Miete – oft genug vernachlässigen wir das Trinken, dennoch haben Getränke ebenfalls viele Kalorien und oft trinken wir nicht genug.

Die Beschleunigung des Stoffwechsels ist deine Methode, den Kalorienverbrauch zu steigern.

Damit ist natürlich die Bewegung, insbesondere durch Sport gemeint. Aber der Stoffwechsel lässt sich auch mit vielen anderen Dingen beschleunigen. Wasser trinken ist beispielsweise essentiell. Wir nehmen täglich Giftstoffe auf. Nicht nur durch Junkfood, sondern auch ganz nebenbei. Diese Giftstoffe verlangsamen unseren Stoffwechsel und führen damit zur Gewichtszunahme. Mithilfe von Wasser können wir diese Stoffe loswerden, quasi ausspülen. Wenn wir aber nicht genug trinken, ist das nicht möglich. Die meisten von uns trinken nur 1,5 bis 2 Liter am Tag, davon entfällt auch noch ein gewisser Anteil auf Kaffee, Limonaden, Fruchtsäfte (ja, die sind auch voll mit Zucker) und Alkohol. Diese Menge an Flüssigkeiten ist prinzipiell genug, um zu leben, aber sie ist nicht genug und besteht aus der falschen Zusammensetzung, um anzunehmen. Mit anderen Worten, es hilft nicht, den Zucker mithilfe von Koffein auszuspülen. Hier ersetzt du lediglich einen

Giftstoff mit einem anderen. Das Ergebnis bleibt das gleiche.

Du musst außerdem deinen Körper respektieren. Viele Leute, die abnehmen wollen, sind mit dem Aussehen ihrer Körper unglücklich und haben kein ideales Verhältnis mit ihrem Körper. Manche sehen ihn sogar als Gegner an, denn der Körper ist voller Fett und er sieht daher nicht so aus, wie wir es uns wünschen würden. Wir geben ihm die Schuld daran, dass wir uns nicht wohlfühlen. Aber das ist kein guter Weg.

Wer seinen Körper nicht liebt und mit Respekt behandelt, wird es bei den Diäten meistens übertreiben. Viele hungern geradezu, als ob sie ihren Körper bestrafen wollten. Oder sie treiben so viel Sport, dass sie nach zwei Wochen mit Beschwerden beim Orthopäden sitzen, weil ihr Körper überlastet wurde. Und am Ende schlägt dann der Jojo-Effekt zu und man hasst seinen Körper noch mehr, denn man hat gerade diesen ganzen Aufwand betrieben aber der „böse“ Körper hat einem mal wieder alles vermasselt.

Sieh deinen Körper bitte als Partner an. Du steckst darin, ob du willst oder nicht, also mach dir das Leben einfacher und schließe Freundschaft mit ihm, denn er ist dein Begleiter von der Geburt bis zum Tod und du solltest dich mit ihm wohlfühlen. Behandle ihn gut, abnehmen ist auch für deinen Körper nicht gerade immer leicht. Erkenne, wann du an deinen Grenzen bist und gönne ihm eine Pause.

Erinnere dich an das vorige Kapitel: deine Vorfahren in der Steinzeit wären gestorben, wenn sie nicht die Fähigkeit gehabt hätten, Fettpolster anzulegen. Genauso war es einmal wichtig fürs Überleben, dass wir ständig nach den Süßigkeiten greifen wollen. Unsere Gesellschaft hat sich schlichtweg viel schneller entwickelt, als unsere Biologie.

Stell dich jetzt also mal nackt oder in Unterwäsche vor den Spiegel und sieh dir an, was für ein Überlebenskünstler dein Körper ist. Vor 10 000 Jahren hättest du die besten Chancen gehabt, während die Models aus den Zeitschriften allesamt verhungert wären.

Klingt das nicht viel besser?

Dennoch, zu viel des Guten ist leider nichts, also geht es jetzt dem Fett an den Kragen.

Nur wie genau am Bauch??

Wenn unser Körper Fett abbaut, dann geht das gleichmäßig über alle Fettzellen hinweg, vom Kopf bis in die Zehen. Da der Bauch irgendwo dazwischen angesiedelt ist, werden wir auch dort Fett verlieren, aber eben nicht ausschließlich. Dennoch können wir gezielter daran arbeiten.

Wir können gezielt unseren Bauch trainieren (mehr dazu im Programm für die drei Tage), damit werden die dortigen Muskeln gestärkt und unser Bauch wird flacher, da die Muskeln ihn jetzt schön in Form halten. Diese formgebenden Unterwäschen kannst du dir dann gleich mal sparen, denn deine Muskulatur kann sowas viel besser und sie kostet dich keinen Cent.

Außerdem werden wir dir zeigen, wie man Bauchwickel macht und geben dir Massageanleitungen. Denn wie oben schon beschrieben, können die Giftstoffe im Körper den Fettabbau hemmen. Also kannst du gezielt am Bauch daran arbeiten, die Entschlackung zu fördern und so deinen Fettabbau zu beschleunigen. Drei Tage sind schließlich nur eine kurze Zeit und wir wollen also alles daransetzen, dass sie ein Erfolg werden. Auch Yoga oder Tai-Chi werden dir helfen, denn du lernst mit ein paar einfachen Übungen, wie man aufrechter sitzt und steht. Damit benutzt du ganz nebenher deine Bauchmuskeln und wirst Gramm für Gramm das Fett darum los und ziehst gleichzeitig automatisch deinen Bauch ein, was dich sofort schlanker macht.

Kapitel 3: Die richtige Ernährung macht‘s

Wer abnehmen will, sollte auch einen Überblick über die Nährwerte einzelner Lebensmittel behalten. Außerdem ist die Zusammensetzung der Nahrung sehr wichtig! Die drei Grundkomponenten von allen Lebensmitteln sind Fett, Eiweiß und Kohlenhydrate.

Für Erwachsene gilt als ideale Nährstoffzusammensetzung ein Verhältnis aus 30% Fett, 15% Eiweiß und 55% Kohlenhydraten. Wer noch im Wachstum ist, oder sehr stark Muskulatur aufbaut, benötigt etwas mehr Eiweiß.

Dazu kommen noch Wasser, Ballaststoffe, Vitamine, Minerale usw.

Allerdings solltest du bei den einzelnen Gruppierungen, vor allem bei den Kohlehydraten und dem Fett, darauf achten, was genau du isst.

Kohlenhydrate sind hauptsächlich Zucker, Getreideprodukte und Kartoffeln.

Kohlenhydrate sind chemische Elemente, die wie eine Kette aussehen. Zucker hat eine sehr kurze Kette, Weißmehlprodukte eine Kette mittlerer Länge und Vollkornprodukte haben sehr lange Ketten. Je länger die Ketten sind, desto mehr Zeit benötigt unser Körper für die Verdauung dieser Kohlenhydrate. Wenn die Verdauung lange dauert, dann heißt das, dass wir nicht so schnell wieder Hunger bekommen.

Vergleiche zum Beispiel einmal den Verzehr eines Sandwiches aus Vollkornmehl mit einem Stück Kuchen. Beide haben in etwa die gleiche Kalorienmenge, aber nach dem Kuchen bist du schnell wieder hungrig, denn er enthält hauptsächlich Zucker und Weißmehl. Das Vollkornsandwich hingegen ist eine vollständige Mahlzeit und sättigt dich für viele Stunden.

Bei den Fetten wird hauptsächlich zwischen den Bestandteilen der gesättigten Fettsäuren und ungesättigten Fettsäuren unterschieden. Fette tierischen Ursprungs sind reich an gesättigten Fettsäuren, während Olivenöl (kaltgepresst) relativ viele ungesättigte Fettsäuren enthält. Fürs Abnehmen ist es allerdings nicht wirklich ausschlaggebend, welche Art Fett du zu dir nimmst, dennoch spielen sie eine gewisse Rolle in deiner Gesundheit.

Die Proteine sind wichtig, allerdings solltest du versuchen, sie nur über deine normale

Ernährung aufzunehmen. Proteinshakes als Nahrungsergänzungsmittel sind für die meisten Leute zu viel des Guten und völlig unnötig. Außerdem enthalten die Shakes aus der Packung auch etliche Kalorien und können so deiner Traumfigur entgegenwirken.

Energiemenge: erinnerst du dich noch an unsere nette Frau aus dem Beispiel im vorigen Kapitel? Bei einem Schreibtischjob hatte sie nur einen Umsatz von 1620 Kilokalorien pro Tag. Wenn du dir aber die Nährwerttabellen auf der Rückseite von Lebensmitteln ansiehst, rechnen diese immer mit einem Verbrauch von 2000 Kilokalorien pro Tag. Sei hier also auf der Hut. Wenn da draufsteht, dass das Produkt 20% deines täglichen Kalorienbedarfs enthält, kann es sein, dass es in Wahrheit für dich 30% sind und hopplahopp isst du zu viel, obwohl du Acht gibst.

Daher empfehlen wir, dass du im Internet deinen Grundbedarf berechnest. Um den Leistungsumsatz kümmern wir uns hier in den drei Abnehmtagen.

Für deine drei Abnehmtage werden wir dir Rezeptvorschläge geben. Grundsätzlich solltest du darauf achten, dass deine Kalorienaufnahme geringer ist, als dein Kalorienverbrauch. Dein Magen muss aber trotzdem voll werden, sonst wirst du vor lauter Hunger die Geduld verlieren und du wirst zu mehr Kalorien greifen. Es kommt also auf das rechte Maß an.

Wir haben bereits über deinen Grundverbrauch gesprochen und dir empfohlen, ihm zu berechnen. Deine Kalorienaufnahme sollte nie unter deinem Grundverbrauch liegen. Das bedeutet, wenn dein Leistungsverbrauch nur 10% überm Grundverbrauch liegt, wirst du nur wenig Gewicht verlieren.

Was passiert also, wenn du die ganze Sache beschleunigen willst, indem du die Kalorienzufuhr unter den Grundverbrauch setzt?

Dein Körper wird in Panik versetzt, denn er denkt, es handelt sich um eine Hungersnot (denk dran, unsere Biologie ist noch nicht ganz in der Moderne angekommen). Durch dieses Signal wird dein Körper nicht nur Fettmasse abbauen, sondern auch deine Muskeln angreifen. An dieser Stelle heißt es dann „Tschüss, Bauchmuskeln und knackiger Hintern!“. Nicht gerade dein Ziel, richtig? Es kommt aber noch schlimmer: wenn dein Körper denkt, dass eine Hungersnot ausgebrochen sei, wird er jedes Gramm, dass du isst, als Fett einlagern. Wenn du also nach Ende der drei Tage Diät wieder anfängst, normal zu essen, wirst du das verlorene Gewicht innerhalb von Rekordzeit wieder zurückbekommen, plus extra Polster, die vorher noch nicht da waren. Jo-Jo-Effekt der schlimmsten Sorte!

Also achte darauf, dass deine Ernährung stets deinen Grundbedarf deckt.

Nun also zu den einzelnen Lebensmitteln und Mahlzeiten.

Wir versuchen, beim Abnehmen hauptsächlich deine Aufnahme von Kohlenhydraten und Fett zu verringern. Wir alle nehmen meistens mehr als 55% unserer Nahrung in Form von Kohlenhydraten zu uns. Außerdem verzichten wir auf Zucker, sondern versuchen eher, mittellange bis lange Ketten von Kohlenhydraten in die Ernährung einzubauen.

Fruchtzucker, Honig und Dicksäfte gehören ebenfalls zum Zucker, nicht nur der eigentliche Zucker. Daher wird auch auf übermäßigen Verzehr von Obst und Fruchtsäften (die reinsten Kalorienbomben) verzichtet. Du merkst schon, es wird nicht nur um Essen, sondern auch um Trinken gehen. Es wird dir nicht geholfen sein, wenn du peinlich genau auf deine Mahlzeiten achtest, nur um dann mit einem Liter Apfelsaft deinen Erfolg zu vernichten.

Du solltest während der drei Tage definitiv auf Alkohol, Kaffee, schwarzen Tee, Limonaden und Fruchtsäfte verzichten. Letztere enthalten zu viel Zucker. Koffein und Teein sind genauso wie Alkohol Giftstoffe, die deinen Stoffwechsel beeinträchtigen. Und zu guter Letzt haben alkoholische Getränke viele Kalorien. Trinke am besten Wasser, Wasser mit Geschmack oder ungesüßten Früchte- oder Kräutertee. Versuche, beim Trinken absolut null Kalorien zu dir zu nehmen!

Innerhalb des Tages kommt es ebenfalls darauf an, wie deine Nahrung zusammengesetzt ist. Morgens und mittags kannst du ein paar Kohlenhydrate essen, denn du wirst sie innerhalb der nächsten paar Stunden wieder verbrannt haben. Abends allerdings haben Kohlenhydrate keine Aufgabe mehr, denn du wirst nach dem Abendessen nur noch wenig oder nichts tun. Wenn Kohlenhydrate nicht verbraucht werden, wandelt der Körper sie in Fett um und – du wirst es schon erraten haben – lagert sie ins Bauchpolster ein.

Leider – jedenfalls für manche Leute – bedeutet das Abnehm-Programm einen fast vollständigen Verzicht auf Fleisch. Wir Menschen brauchen pro Woche lediglich 250 Gramm Fleisch. Für die drei Tage bedeutet das also etwas über 100 Gramm, mehr nicht. Außerdem verzichten wir komplett auf rotes

Fleisch, also Rind und Schwein. Wir wollen nur Geflügel oder fettarmen Fisch auf dem Teller haben, denn diese sind gesünder und besser für den Stoffwechsel.

Wenn es dir wirklich mal nach einer Belohnung ist, dann iss ein Stück dunkle Schokolade. Kakao ist sehr gesund! Er enthält Magnesium und Theobromin, die deinen Stoffwechsel beschleunigen, sondern er ist auch gut für deine Muskelfunktion und er wirkt dem Stresshormon Cortisol entgegen. Richtig, genau das Hormon, das den Bauchspeck fördert. Also, Schokolade in Maßen wird dir sogar dabei helfen, dein Bauchfett zu verlieren! Aber übertreibe es nicht und behalte die Kalorienmenge im Auge.

Was Gemüse angeht, solltest du dich an der jeweiligen Jahreszeit orientieren. Wir werden dir Kürbis in einem Rezept empfehlen, aber im Mai wird dir das nicht viel helfen. Daher sind unsere Rezepte in dem dreitägigen Programm Orientierungswerte, du kannst dich aber gerne auch selbst im Internet nach Rezepten, die arm an Kohlehydraten und Fett sind, umsehen.

Die Rezepte sollten immer folgenden Regeln folgen: morgens Protein und ein bisschen Kohlenhydrate, mittags Gemüse und ein bisschen Kohlenhydrate und eventuell

Fleisch, abends keine Kohlenhydrate. Fett sollte in allen Rezepten nur in spärlichen Mengen vorkommen, wie zum Beispiel der Menge Öl, die du brauchst, um etwas in der Pfanne anzubraten.

Wir haben im Kapitel 6 auch ein paar Alternativen, falls dir unsere Rezeptvorschläge nicht zusagen.

Schlussendlich noch ein Wort zur Menge: wie schon vorher mehrfach beschrieben, solltest du deine Kalorienaufnahme an deinem Grundverbrauch festsetzen. Die Portionsgröße ist leider ein heikles Thema. Meistens essen wir mehr, als wir benötigen, denn wir denken, dass wir schnell wieder Hunger bekommen werden. Das ist oft aber nicht nötig. Das was wir als „Hunger" empfinden, ist in vielen Fällen nur ein Gefühl von Appetit, weil wir etwas sehen oder an etwas denken, dass wir gerne hätten (Das berüchtigte Stück Kuchen, das wir beim Brotkauf beim Bäcker entdecken). Auch Durst tarnt sich in vielen Fällen als Hungergefühl. Wenn du also „Hunger" verspürst, dann greif erst mal zur Trinkflasche. Du wirst merken, dass das meistens völlig genügt.

Wenn es sich doch um Hunger handelt, dann kannst du gerne einen Snack aus Gemüse (ohne Dip) oder Magerquark essen. Das bringt dich sicher durch die verbleibende Zeit bis zur nächsten vollen Mahlzeit.

Kapitel 4: Der 3 Tage Plan

Bevor du dich voller Eifer in die nächsten drei Tage stürzt, haben wir ein paar Sätze zur Vorbereitung für dich.

Nimm sie bitte ernst und nimm dir die Zeit dafür, denn schließlich willst du erfolgreich sein.

Lies dir das dreitägige Programm durch und kaufe alle Produkte ein, die du für die Rezepte benötigst. Wenn dir ein Gericht nicht gefällt, dann suche vorher schon nach Rezepten für Alternativen und kaufe deren Zutaten ein.

Während der drei Tage soll es nur um dich gehen. Du wirst dich sehr mit deinem Körper beschäftigen, was Zeit in Anspruch nimmt. Also ist es am besten, wenn diese Zeit auf ein Wochenende fällt. Der erste Tag ist so angelegt, dass es noch möglich ist, in die Arbeit zu gehen, falls du am Freitag nicht frei nehmen willst oder kannst.

Wie vorher auch schon beschrieben, solltest du größtenteils auf Stress verzichten, denn das Stresshormon Cortisol ist dein Gegner. Wenn du viel Stress hast, weil nebenher noch alles Mögliche geschieht und du Termine hast, dann wird dein Stoffwechsel leider nicht so mitmachen, wie du es gerne hättest.

Deine Mahlzeiten solltest du regelmäßig zu festgesetzten Zeiten einnehmen, anstatt in unregelmäßigen Intervallen. Das verringert dein Hungergefühl, es passt besser zu deinem Trainingsplan und du bekommst weniger Versuchungen, nachts doch heimlich den Kühlschrank zu überfallen. Denk dran, du wirst genug zu essen bekommen, das Ziel ist es nicht, deinen Körper völlig dem Hunger auszuliefern. Allerdings wird deine Nahrung weniger Energie enthalten, als du von normalen Tagen gewöhnt bist, also kann es zwischendurch mal zu ein bisschen Hunger kommen. Hier ist dann wieder ein Gemüsesnack angebracht.

Alle Mahlzeiten, die wir vorstellen, werden frisch zubereitet. Wir empfehlen dir, keine Fertigprodukte zu verwenden (auch keine Fertig-Gewürzmischungen). Genauso, wie Alkohol, kohlensäurehaltige Getränke und Süßstoffe fördern sie die Blähung deines Bauches. Wenn es dir zu aufwändig ist, jedes Mal in der Küche zu stehen, dann mach einfach eine große Portion und iss mehrmals davon. Speziell die Suppen von den Abendessen sind hierfür prima geeignet. Koche einfach am ersten Tag die dreifache Menge eines der Rezepte für Suppe und lagere den Rest im Kühlschrank, um die nächsten Tage nur noch kurz aufwärmen zu müssen.

Für Männer erlauben wir außerdem zwei Proteinshakes am Tag, einen zum Frühstück und einen nach dem Mittagessen. Für Frauen gibt's leider nur den einen zum Frühstück. Das liegt am unterschiedlichen Aufbau unserer Körper, Männer verfügen naturgemäß über wesentlich mehr Muskeln. Muskeln brauchen Protein und deshalb dürfen Männer beim Proteinshake ein bisschen tiefer ins Glas schauen.

Ganz wichtig ist auch, dass du genug Schlaf bekommst. Du kannst gerne am Abend ausgehen (denk dran, Alkohol und Junkfood sind tabu), aber dieses Mal vielleicht nur bis Mitternacht anstatt bis in die frühen Morgenstunden. Dein Schlaf ist aus mehreren Gründen sehr wichtig: zum einen vermeidest du so Hungerattacken und unnötige Wanderungen zum Kühlschrank außerhalb deiner Mahlzeiten. Du wirst durch regelmäßige und ausreichenden Schlaf auch deine Mahlzeiten regelmäßig einnehmen können (Frühstück täglich zur selben Zeit statt einmal um acht und dann um elf).

Wenn du Schlafmangel hast, bist du außerdem müde und wirst weniger Energie und Motivation verspüren, um die drei Tage voll durchzuhalten. Jeder braucht eine unterschiedliche Menge Schlaf, du wirst wissen, wie viel du brauchst, um fit zu sein.

Für das Intervalltraining solltest du wissen, dass es hierbei hauptsächlich um die Zeiten geht. Du solltest also eine Uhr haben (ist praktischer, als mit verschwitzten Händen auf dem Smartphone herumzutippen). Du brauchst aber jetzt nicht losrennen und einen Pulsmesser oder anderen High-Tech Geräte kaufen. Die Sache mit dem Puls zur Fettverbrennung ist völlig unwichtig. Es ist korrekt, dass es Pulsfrequenzen gibt, bei denen dein Fett angegriffen wird und andere, bei denen dein Kohlenhydrate Speicher geleert wird. Uns kommt es aber lediglich darauf an, dass der Kalorienverbrauch über der Kalorienaufnahme liegt und dass dein Stoffwechsel so richtig beschleunigt wird. Dafür brauchst du keine Puls Uhr. Der einzige „Messwert“, der für dich interessant ist, ist der Schweiß. Wenn du schwitzt, dann ist alles gut, schwitzt du nicht, kannst du noch etwas Gas geben.

Intervalltraining ist sehr anstrengend und kann dich belasten, wenn du Herz-Kreislauf-Erkrankungen hast. In diesem Falle solltest du vorher mit deinem Arzt sprechen und dich beraten lassen, ob Intervalltraining etwas für dich ist. Wenn er nein sagt, kannst du ihn nach Alternativen fragen, meist etwas, was dich leicht anstrengt, ohne zu belasten.

Um deinen Flüssigkeitsverlust auszugleichen und auch deinen Körper zu entgiften, ist es wichtig, dass du sehr viel Wasser oder ungesüßten Früchtetee trinkst – 3 Liter am Tag! Am besten ist es, wenn dich eine Wasserflasche ständig überall hinbegleitet.

Alkohol ist völlig tabu während dieser drei Tage. Du hast ein anstrengendes Programm, das deinen Körper herausfordert und Alkohol beeinträchtigt die Regenerationsfähigkeit zu sehr, um in dieser kurzen Zeit dein gewünschtes Ziel zu erreichen.

Das Programm ist natürlich so angelegt, dass du es alleine durchführen kannst, aber es bietet auch eine exzellente Gelegenheit, mal wieder mit der besten Freundin zusammen zu kommen, oder das Wochenende mit deinem Partner zu verbringen.

Wenn beispielsweise dein Ziel dieses Programms ist, für eine bevorstehende Hochzeit gut auszusehen, weil du zu den Brautjungfern gehörst, dann werden die anderen Brautjungfern vielleicht gerade dasselbe Problem haben. Macht das dreitägige Programm doch zusammen! Es macht viel mehr Spaß, ihr könnt euch gegenseitig unterstützen und viel Zeit miteinander verbringen, um mal wieder allen Klatsch und Tratsch auszutauschen. Oder du kannst deinen Partner einspannen. Ihr könnt die gleichen Dinge essen, er bekommt halt eine Beilage aus Getreideprodukten zu den Mahlzeiten. Er kann dir auch bei den Massagen helfen und dir die Wickel verpassen.

Wenn du zu den Leuten gehörst, die nicht nein sagen können und keinen Leckereien widerstehen können, dann kannst du dir auch überlegen, dich für ein Wochenende mal zurückzuziehen. Vielleicht sollte deine Joggingrunde dann auch nicht gerade an deinem Lieblingsbäcker mit dem leckeren Kuchen vorbeiführen. □

Kapitel 5

Tag 1

Und los geht's!

<u>Frühstück</u>

Proteinshake

205 kcal

Zum Frühstück gibt es einen leckeren Proteinshake für den perfekten Start in den Tag.

Du brauchst:

100 g Magerquark, 1 EL Rapsöl, 100 ml Magermilch, 1 Prise Salz, 100 ml Wasser.

Zubereitung:

Alle Zutaten mit einem Quirl kräftig verrühren, fünf Minuten quellen lassen. Nach Belieben weiter mit Wasser verdünnen. Wenn dir nach etwas mehr Geschmack zumute ist, kannst du etwas Salz, Pfeffer, einen Esslöffel geraspelte Gurke oder Sprossen hinzufügen. Wenn dir der Shake wirklich zu bitter sein sollte, dann ist ein Teelöffel Honig okay, aber nicht mehr.

Intervalltraining

Wenn du heute frei hast, dann kommt am Vormittag das Intervalltraining aufs Programm. Wenn du heute noch arbeitest, dann ersetze den Wickel und die Massage nachmittags durch das Intervalltraining.

Hierbei geht es darum, deine Kohlenhydratspeicher zu leeren. Du hast bis gestern Abend wahrscheinlich viele Kohlenhydrate zu dir genommen und diese gilt es nun zu verlieren.

Das Intervalltraining sollte eine Sportart sein, die dich zum Schwitzen bringt. Dir bleibt dabei die Wahl überlassen, was genau du tust. Du kannst joggen, radeln, schwimmen, im Fitnessstudio auf den Crosstrainer oder, oder, oder. Deiner Fantasie sind keine Grenzen gesetzt. Es kommt auf die Zeiten und die Anstrengung an, nicht auf die Sportart.

Wenn du sich also für eine Sportart entschieden hast und die Uhr am Arm ist, kann es losgehen. Benutze vielleicht dein Handy als Stoppuhr.

1. **Warm Up:**

Bewege dich 15 Minuten lang moderat, um deine Muskeln aufzuwärmen. Du solltest hierbei warm werden, aber deine Atmung sollte niedrig genug sein, um dich bequem unterhalten zu können.

2. **Beschleunigung:**

Die nächsten 5 Minuten steigerst du dich, bis du deutlich schwitzt.

3. **Intervallphase:**

Jetzt wirst du in Intervallen arbeiten. Während eines Intervalls gibst du Vollgas, bis du fast außer Atem bist. Geh aber nicht vollständig an deine Grenzen, du solltest noch genug Atem zum Sprechen haben. In den Pausen bewegst du sich nur relativ gemächlich, wie beim Warm Up.

a. 1 Minute Vollgas, dann 30 Sekunden Pause.

b. 3 Minuten Vollgas, dann 1:30 Minuten Pause.

c. 5 Minuten Vollgas, dann 2:30 Minuten Pause.

d. 7 Minuten Vollgas, dann 3:30 Minuten Pause.

e. 5 Minuten Vollgas, dann 2:30 Minuten Pause.

f. 3 Minuten Vollgas, dann 1:30 Minuten Pause.

g. 1 Minute Vollgas, dann 30 Sekunden Pause.

4. Schluss:

Am Ende wieder 15 Minuten entspannter Trab, ähnlich wie beim Warm Up. Geschafft, du hast soeben 500 bis 600 Kilokalorien verbrannt und hast dir jetzt eine Dusche verdient!

Jetzt ist es sehr wichtig, dass du trinkst, denn dein Körper hat soeben viel Wasser verloren und auch die Giftstoffe, die soeben durch die Beschleunigung des Stoffwechsels freigesetzt wurden, müssen nun ausgespült werden.

Bauchtraining

Nach einer kleinen Pause geht es an deinen Bauch. Um ihn zu straffen, musst du an deiner Muskulatur arbeiten. Dafür gibt es das Bauchmuskeltraining in acht Schritten. Es besteht aus zwei Runden von 4 einfachen Übungen à 40 Sekunden. Du solltest diese Übungen am besten auf einem Teppich, einer Yogamatte, Isomatte oder einem Handtusch durchführen. Für ein besseres Ergebnis kannst sie vor einem Spiegel durchführen.

1. Plank Challenge:

Leg dich ausgestreckt auf deinen Bauch. Nun stützt du deinen Oberkörper auf den Ellbogen ab und stellst die Zehen auf den Boden und hebst den Rest deines Körpers an. Dein

Körper ruht nun ausschließlich auf den Unterarmen und den Zehen. Dabei sollte dein Hintern nicht durchsacken oder hoch in der Luft stehe, sondern möglichst eine Linie mit dem Körper bilden. Wenn das zu anstrengend ist, dann lege deine Knie am Boden ab. Das reduziert das Gewicht, dass du tragen musst. Halte die Position für 40 Sekunden, dann 15 Sekunden Pause.

2. Seitliche Plank Challenge 1:

selbes Prinzip, jetzt liegst du aber auf deiner rechten Seite, stützt den Oberkörper mit dem rechten Ellbogen und Unterarm und nun hebst du den Hintern, sodass der Körper nur noch mit dem rechten Unterarm und dem rechten Fuß Bodenkontakt hat. Diese Übung erfordert ein bisschen Gleichgewicht, es ist also ok, wenn du dich mit dem linken Arm leicht abstützt oder an irgendwas festhält. Wenn das zu anstrengend ist, kannst du deine Knie anwinkeln und dich darauf abstützen. Halte die Position wieder für 40 Sekunden, dann 15 Sekunden Pause.

3. Seitliche Plank Challenge 2:

Nun ist die linke Seite dran. 40 Sekunden halten, dann 15 Sekunden Pause.

4. **Situps:** Während 40 Sekunden versuchst du mindestens 20 Situps durchzuführen.
5. **Plank Challenge**
6. **Seitliche Plank Challenge 1**
7. **Seitliche Plank Challenge 2**
8. **Situps**

Wenn dir 40 Sekunden absolut zu lange sind und du keine Chance hast, sie durchzuhalten, dann reduziere die Zeit auf 35 oder 30 Sekunden. Das Wichtigste ist, dass du die acht Übungen vollständig absolvierst und nicht irgendwann bei Übung Nummer fünf komplett aufgibst.

Du hast es fast geschafft! Jetzt schnell etwas trinken und dann auf den Bauch legen und den Oberkörper auf den Ellbogen abstützen, sodass du ein Hohlkreuz bildest (bitte mach das nicht, wenn du Wirbelsäulenprobleme oder Hernien hast). Damit dehnst du die Bauchmuskeln.

Mittagessen

Ratatouille mit Grillkäse

650 kcal

Du brauchst: 1 Zwiebel, 1 Paprikaschote (wenn möglich rot), eine kleine Zucchini,

Knoblauch, Salz, Pfeffer, weitere Gewürze und Kräuter nach Belieben, 100 ml Brühe, einen Grillkäse

Zubereitung

Die Zwiebel schälen und in schmale Ringe schneiden, Paprika putzen und in Streifen schneiden, die Zucchini in Scheiben schneiden und den Knoblauch pressen oder klein hacken. Alles in eine ofenfeste Form geben, würzen und mir Brühe übergießen. Nun den Grillkäse darauflegen und alles bei 200 Grad etwa 15 Minuten im Backofen garen. Am Ende den Grill einschalten, bis alles golden überbacken ist.

Gute Nachricht für die Männer: ihr dürft jetzt nochmal einen Proteinshake zu euch nehmen.

Nach dem Mittagessen hast du dir jetzt eine kleine Pause verdient.

Bauchmassage

Nun kommt der angenehme Teil des Tages. Du kannst die Bauchmassage selbst durchführen, oder dir von deinem Partner oder einer Freundin helfen lassen.

Bei der Massage regst du die Fettverbrennung in den jeweiligen Zellen an. Du verstärkst damit die Durchblutung des Bauchgewebes und die Giftstoffe unter der Haut können aus den Zellen herauskommen und anschließend fällt es deinem Körper viel leichter, die Fettzellen dort abzubauen. Da du hier wieder Giftstoffe abbaust, müssen diese auch deinen Körper verlassen können. Also trink nach der Massage viel, am besten gleichmäßig, also ein Glas Wasser jede Stunde.

Für die Massage machst du es dir irgendwo auf dem Rücken liegend bequem, du kannst dazu Ruhe genießen oder entspannende Musik abspielen. Hauptsache ist, dass du dich entspannen kannst, denn du solltest auf keinen Fall verkrampfen (was leider bei Stress oft unterbewusst geschieht). Beachte, dass es sich hierbei nicht um eine Massage der Rückenmuskulatur handelt, bei der man kräftig knetet und in die Tiefe des Gewebes geht. Bei einer Bauchmassage solltest du zarter vorgehen und auf dem Level der Haut und Fettschicht arbeiten, nicht tiefer. Arbeite einfach mit Gefühl, du wirst schon merken, was sich gut anfühlt und was nicht. Du kannst Massageöl oder Lotionen verwenden, es geht aber auch ohne.

Nimm dir ein Speckröllchen vor und zwicke und kneife es. Dabei gehst du seitwärts vor, immer wieder hin und her. Wiederhole dies für alle Speckröllchen. Wie lange du jeweils vorgehst, bleibt dir und deinem Komfort überlassen, aber du kannst etwa fünf Minuten an jeder Speckrolle arbeiten. Nun kannst du mit den Handflächen die ganze Bauchgegend sanft im kreisförmigen Bewegungen rund um den Bauchnabel massieren. Als Abschluss der Massage kannst du mit den flachen Händen deinen gesamten Körper abklopfen, starte dabei bei den Füßen und arbeite dich hoch zum Hals. Damit regst du den Stoffwechsel zusätzlich an.

Diese Form der Massage dient zur Förderung der Durchblutung des Fettgewebes. Mehr Durchblutung bedeutet einen schnelleren Stoffwechsel und somit einen erhöhten Fettabbau.

Abendessen

Tomatensuppe mit Paprika

390 kcal

Du brauchst: 500 Gramm frische Tomaten oder eine Dose gestückelte Tomaten, eine kleine Zwiebel, eine Knoblauchzehe, 250 ml Hühnerbrühe (Gemüsebrühe für die Vegetarier), ein Paprika, einen Esslöffel Olivenöl, je eine Prise Salz und Zucker, Chili nach Belieben.

Zubereitung

Wenn du frische Tomaten verwendest, überbrühe sie mit heißem Wasser, schneide dann die Haut ein und ziehe sie vorsichtig ab. Schneide die Tomate und die Zwiebel in kleine Würfel. Dünste die Zwiebel im

Olivenöl an, gib dann die Tomaten hinzu und lösch alles mit der Brühe ab. Hacke die Knoblauchzehe in kleine Stücke und gib sie zur Suppe. Lass alles für etwa eine Viertelstunde vor sich hin köcheln. Währenddessen putze und würfle den Paprika in kleine Stückchen und gib sie in die Suppe. Der Paprika muss nicht unbedingt weich gekocht sein, er darf gerne noch ein bisschen knackig sein. Vor dem Servieren kannst du noch frische Petersilie oder frisches Basilikum drüberstreuen. Guten Appetit!

Tag 2

Frühstück

Der Tag geht wie gestern mit einer Portion des Proteinshakes los. Wenn du ihn ein bisschen aufpeppen willst, damit er anders schmeckt, als gestern, kannst du gerne einen halben Teelöffel dunklen Kakao hinzufügen. Hat nicht viele Kalorien und kurbelt schließlich deinen Stoffwechsel ein bisschen mehr an. Alternativ kannst du auch Vanille verwenden. Nur von sauren Aromen, wie Zitronensaft, solltest du Abstand nehmen, sonst gerinnt die Milch und der Shake wird schnell eklig.

Wie geht es dir jetzt? Vielleicht bist du noch müde vom gestrigen Intervalltraining? Oder fühlst du dich schon viel fitter? Hast du Hunger, oder einfach nur Appetit auf deine alte Ernährung? Mal ehrlich, so schlimm ist es gar nicht, richtig?

Bauchmuskeltraining

Heute konzentrieren wir uns ein bisschen weniger auf deinen Kalorienabbau, sondern kümmern uns mehr um die Muskeln.

Also beginnt dein Programm mit dem Bauchmuskeltraining in acht Schritten von gestern. Allerdings wirst du heute jede Übung nur 30 Sekunden lang halten, denn du wirst das gleiche nochmal heute Nachmittag tun.

Gönn dir nun eine kleine Pause und vergiss nicht, Wasser zu trinken.

Intervalltraining

Am späten Vormittag wird es wieder Zeit für eine weitere Einheit des Intervalltrainings. Keine Lust? Du musst es nur noch heute aushalten, morgen gibt es etwas Anderes, versprochen! Wir wollen einfach nochmal den Stoffwechsel so richtig ankurbeln und Kalorien verbrauchen.

Du kannst das Intervalltraining mit der gleichen Sportart durchführen, wie gestern. Wenn du möchtest, kannst du aber auch eine andere Sportart wählen, um andere Muskelgruppen zu beanspruchen. Wenn du erst gestern Abend das Intervalltraining durchgeführt hast, weil du gestern Vormittag noch bei der Arbeit warst, dann lass es etwas ruhiger angehen und verzichte auf die 7-minütige und auf eine der 5-minütigen Einheiten. Zu viel des Guten ist schlecht, du solltest dich nicht überlasten.

Mittagessen

Omelette mit Putenschinken

460 kcal

Du brauchst: 3 mittlere Eier, 3 Esslöffel Magermilch (alternativ Wasser), eine halbe kleine Zwiebel, 30 Gramm (etwa zwei Scheiben) Putenschinken, 1 Esslöffel Olivenöl, Salz und Pfeffer, Kräuter nach Belieben.

Zubereitung

Schneide die halbe Zwiebel in kleine Würfel und den Schinken ebenfalls in kleine Stücke. Verquirle die Eier mit Wasser, Salz, Pfeffer und der Zwiebel. Erhitze das Öl in einer Pfanne, gib die Eimischung hinein und streue die Schinkenstückchen drüber und lass alles bei geringer Hitze garen. Am Ende kannst du noch Kräuter draufstreuen.

Diese Mahlzeit enthält eine große Menge Protein. Die Männer dürfen nun nochmal zum Proteinshake greifen, wenn sie wollen. Du kannst dir an dieser Stelle selbst gratulieren, denn du hast soeben die Halbzeit überschritten!

Körperwickel

Für den Nachmittag, aber erst, wenn du das Mittagessen verdaut hast, haben wir einen Körperwickel für deinen Bauch geplant. Dabei wirst du deinen Bauch mit Bandagen einwickeln, die in eine Kräutermischung getaucht wurden. Dies fördert zusätzlich die

Formung deines Bauchgewebes und wirkt entwässernd auf ihn.

Die nötigen Zutaten erhältst du ein einer Apotheke oder Reformhaus. Wenn du nicht alles auftreiben kannst, oder gegen einen oder mehrere Stoffe allergisch bist, ist das nicht tragisch, arbeite dann einfach mit dem, was du hast.

Du brauchst: zwei bis drei elastische Bandagen (je nach deinem Bauchumfang), 20 Gramm getrocknetes Seealgenpulver, 20 Gramm Bleicherde, 25 Milliliter Limettensaft, ½ Teelöffel Honig, einen Tropfen ätherisches Sandelholzöl und einen Tropfen ätherisches Lavendel-/ Rosmarinöl.

Am besten wäre es, wenn du gleich die doppelte Menge zusammenrührst, dann hast du genug für den morgigen Körperwickel.

Ähnlich wie bei der Massage solltest du einen ruhigen Platz finden, denn du solltest dich dabei entspannen können. Lege entspannte Musik auf, oder dimme das Licht. Außerdem wäre es nicht schlecht, wenn du ein Handtuch ausbreitest, denn du kannst beim Anlegen des Wickels tropfen. Außerdem solltest du vorher geduscht haben (wenn du nicht sowieso schon vor dem Mittagessen geduscht hattest) und der Wickel muss auf der nackten Haut liegen.

Erhitze etwa einen halben Liter Wasser in einem Topf. Nun gibst du alle Zutaten in den Topf und verrührst sie. Nimm den Topf vom Herd, bevor die Mischung kocht, sie sollte lediglich heiß sein. Nun muss alles abkühlen. Du kannst diesen Prozess beschleunigen, indem du die Mischung in ein anderes Gefäß umfüllst. Wenn du sie anfassen kannst, ohne dass es sich zu heiß anfühlt, legst du die Bandagen in der Mischung ein.

Nun kommt der schwierigste Teil, nämlich das einwickeln. Nimm eine der Bandagen aus der Mischung heraus und drücke sie so weit aus, dass sie nicht sofort tropft. Nun wickelst du deinen Bauch bei der Hüfte beginnend bis zum Brustkorb ein, dabei wird dir eine Bandage vielleicht bis zum Bauchnabel reichen und die nächste dann bis rauf. Wickle die Bandagen so, dass sie stramm sitzen und du einen angenehmen Druck verspürst, aber immer noch locker genug, damit nichts klemmt und ganz wichtig (!), deine Blutzirkulation darf keinesfalls beeinträchtigt werden. Im Zweifelsfall lieber zu locker als zu fest wickeln.

Nun kommst du zum angenehmsten Teil des Tages. Du darfst dich jetzt eine Stunde lang zudecken und entspannen. Lies ein Buch, hör ruhige Musik, oder mach einfach die Augen zu und meditiere. Behalte nur im Hinterkopf, dass du feucht bist und keine Abdrücke irgendwo hinterlassen willst. Vergiss auch nicht, zu trinken. Immer mal wieder ein bisschen ist besser, als große Mengen auf einmal. Du hilfst hierbei auch deinem Körper bei der Entschlackung.

Nach der Stunde kannst du dich wieder auswickeln (falls du nicht eingeschlafen bist). Trockne deine Haut ab, du kannst sie auch mit einem Waschlappen reinigen, wenn dir die Öle unangenehm sind, und reibe deinen Bauch und Rücken mit einer Hautlotion ein. Die Bandagen sind wiederverwendbar und müssen lediglich nach Waschanleitung gewaschen werden. Da du sie morgen wieder brauchst, reicht es völlig aus, wenn du sie heute nur im Waschbecken ausspülst und dann morgen in die Wäsche gibst.

Du kannst dem Körperwickel auch deine persönliche Note verleihen, indem du selbst im Internet nach weiteren Rezepten suchst, oder andere Kombinationen von ätherischen Ölen verwendest.

Bauchmuskeltraining

Um wieder fit und munter zu werden, ist nun eine weitere Einheit des Bauchmuskeltrainings in acht Schritten angesagt. Kurz und knackig wird dein Kreislauf wieder in Schwung gebracht.

Bauchmassage

Danach hast du dir nochmal eine Bauchmassage verdient.

Abendessen

Karottensuppe mit Curry

400 kcal

Kein Fan von Karotten? Wir waren zunächst ebenfalls skeptisch aber mittlerweile gehört dieses Rezept zu den Favoriten der Familie.

Du brauchst: 200 Gramm Karotten (ungefähr jedenfalls), 300 Milliliter Hühnerbrühe (Gemüse brühe für die Vegetarier), eine halbe Zwiebel, ein Esslöffel Olivenöl, ½ Esslöffel Currypulver oder -paste, gegebenenfalls Chiliflocken, Salz, Pfeffer und Zitronensaft nach Belieben, 25 Gramm geröstete Nussstückchen.

Zubereitung

Würfel die Zwiebel in kleine Stückchen. Wasche und schäle die Karotten und schneide sie in Scheiben von etwa einem Centimeter Größe. Dünste die Zwiebel im Öl, bis sie glasig ist, gib die Karotten dazu und lösche alles mit der Hühnerbrühe ab und würze die Suppe. Wenn die Karotten weich sind, püriere die Suppe mit einem Pürierstab oder

Kartoffelstampfer (notfalls tut es auch die Gabel). Vor dem Servieren mit den gerösteten Nussstückchen bestreuen, fertig.

Tag 3

Frühstück

Zum Start in den Tag gibt es wieder einen Proteinshake.

Proteinshake

205 kcal

Zum Frühstück gibt es einen leckeren Proteinshake für den perfekten Start in den Tag.

Du brauchst:

100 g Magerquark, 1 EL Rapsöl, 100 ml Magermilch, 1 Prise Salz, 100 ml Wasser.

Zubereitung:

Alle Zutaten mit einem Quirl kräftig verrühren, fünf Minuten quellen lassen. Nach Belieben weiter mit Wasser verdünnen. Wenn dir nach etwas mehr Geschmack zumute ist, kannst du etwas Salz, Pfeffer, einen Esslöffel geraspelte Gurke oder Sprossen hinzufügen. Wenn dir der Shake wirklich zu bitter sein sollte, dann ist ein Teelöffel Honig okay, aber nicht mehr.

Bauchmuskeltraining

Am Vormittag ist erst mal eine weitere Einheit des Bauchmuskeltrainings in acht Schritten angesagt. Warte damit aber ab, bis sich der Proteinshake im Magen gesetzt hat.

Mittagessen to go

Etwa 500 kcal

Du wirst beim Mittagessen nicht daheim sein, deshalb gibt's heute Mittagessen, das sich leicht transportieren lässt.

Du brauchst: ein Ei, 100 Gramm Frischkäse mit Kräutern, 500 Gramm Gemüse (Gurke, Stangensellerie, Karotten, ...)

Zubereitung

Koche das Ei und pack es in eine Dose oder wickle es vorsichtig ein. Packe 100 Gramm Frischkäse mit Kräutern in eine Dose und wasche und schneide das Gemüse deiner Wahl und pack es ebenfalls ein.

Dazu solltest du mindestens einen Liter Wasser einpacken.

Ausdauertraining

Heute konzentrieren wir uns beim Kalorienverbrauch mehr auf den langfristigen Effekt. Deshalb sind heute drei Stunden an der frischen Luft eingeplant. Auch bei schlechtem Wetter, denn so schlimm ist es nicht.

Es geht darum, dass du dich so bewegst, dass du leicht ins Schwitzen kommst, aber noch genügend Energie und Luft bleibt, um leicht ein Gespräch führen zu können.

Es ist dabei deine Entscheidung, welche Sportart du machst. Du kannst radeln, wandern, oder walken. Wenn du zu den fitteren Leuten gehörst, oder deine Strecke sehr viel bergab führen wird, empfehlen wir, einen Rucksack mit einigen Wasserflaschen schwer zu machen, um genug Anstrengung zu bekommen.

Unterwegs kannst du dein Mittagessen auf einer netten Bank essen. Deine Pause zählt allerdings nicht zu den drei Stunden Bewegung.

Bauchwickel und Bauchmassage

Nachdem du nach Hause gekommen bist, nimm erst mal eine genüssliche Dusche, danach hast du dir einen Bauchwickel und eine anschließende Bauchmassage verdient.

Abendessen

Hühnersuppe auf andere Art

480 kcal

Du brauchst: 100 Gramm Hühnerbrust, eine halbe Zwiebel, eine Karotte, eine Stange Lauch, eine Knoblauchzehe, einen Esslöffel

Olivenöl, 300ml Brühe, Salz, Pfeffer und Kräuter nach Belieben.

Zubereitung:

Alle Zutaten würfeln, Knoblauch klein hacken. Huhn und Zwiebel anbraten, dann mit Wasser ablöschen und alle restlichen Zutaten hinzufügen. Alles bei mittlerer Hitze etwa 15 Minuten köcheln lassen, zwischendurch mal abschmecken.

Gratuliere, du hast soeben das volle Programm geschafft!

Kapitel 6: Wie es weitergeht

Wie fühlst du dich jetzt? Müde, hungrig, stärker, fitter, oder einfach nur froh, dass es vorbei ist? In jeden Fall darfst du stolz auf dich sein!

Die letzten drei Tage waren sicherlich nicht ganz einfach für dich. Aber du musst einfach nur die Klamotten anprobieren, die vorher nicht gepasst haben. Stell dich vor den Spiegel und fühl dich gut!

Wir haben eingangs erwähnt, dass wir dem Jojoeffekt entgegenwirken wollen, indem wir dich nicht auf Hungerkur setzen. Wenn du jetzt aber sofort wieder ins Junk-Food Restaurant oder zum Konditor pilgerst, wird das verlorene Gewicht schnell wiedergewonnen sein. Pass bis zum Event ein bisschen auf deine Ernährung auf und mach weiterhin einmal täglich das Bauchmuskeltraining in acht Schritten.

Wenn du weitermachen willst und weiterhin abnehmen oder Sport treiben willst, dann solltest du Sport treiben und dich allgemein viel bewegen. Bewegung kann ganz einfach nebenher geschehen, indem du alle Entfernungen unter einem Kilometer zu Fuß gehst, oder alle unter zwei Kilometern mit dem Fahrrad fährst. Wenn du in der Stadt lebst, ist das meistens sogar schneller, da du Abkürzungen nehmen kannst, die mit dem Auto nicht möglich sind.

Es gibt viele Sportarten, die viele Kalorien verbrennen. Wir haben einige davon aufgelistet und den Kalorienverbrauch pro Stunde für eine 80 kg schwere Person mittleren Alters berechnet:

- Badminton – 460 kcal
- Basketball – 640 kcal
- Boxen – 760 kcal
- Fußball – 680 kcal
- Fechten – 760 kcal
- Kampfsport – 800 kcal
- Klettern – 760 kcal
- Seilspringen – 800 kcal
- Laufen (gemächlich) – 660 kcal
- Laufen (mittelschnell) – 1000 kcal
- Laufen (schnell) – 1400 kcal
- Radfahren (moderat) – 480 kcal
- Radfahren (schnell) – 820 kcal
- Rudern – 700 kcal

- Schwimmen – 700 kcal
- Tennis – 560 kcal
- Nordic Walking – 560 kcal

Es gibt viele weitere leckere Gerichte, die nur wenige Kalorien enthalten, die du künftig ab und zu oder dauerhaft in deinen Speiseplan einarbeiten kannst. Sie können dir auch als Alternative dienen, wenn dir unsere Rezeptvorschläge nicht gefallen.

Frühstück:

- Magerquark mit Obst und Haferflocken
- Grüner Smoothie mit Magermilch
- Hüttenkäse
- Fettreduzierter Joghurt mit ein paar Nüssen
- Frühstücksei
- Bananen Smoothie mit ein paar Haferflocken und Erdnussbutter
- Kefir
- Ungesüßter Kakao mit Magermilch
- Bircher Müsli

Mittagessen:

- Putenlasagne mit Quinoa
- Zucchininudeln
- Broccoli-Omelett mit Feta oder Tofu
- Paella mit viel Gemüse und wenig Reis
- Vegetarisches Chili
- Eintopf aus grünen Bohnen
- Nudelsalat mit Kürbis

Abendessen:

eine Gemüsesuppe deiner Wahl, die Möglichkeiten sind beinahe unbeschränkt, Hauptsache, die Suppe enthält kein rotes Fleisch und keine Getreideprodukte oder Kartoffeln. Abends solltest du keine Kohlenhydrate mehr essen, denn du wirst sie nicht mehr abarbeiten können, also werden sie über die Nacht hinweg in Fett umgewandelt und eingelagert. Dazu gehört auch Obst! Es ist zwar gesund, aber enthält sehr viel Fruchtzucker, der zu den kurzkettigen, also ungesündesten, Kohlenhydraten gehört. Natürlich solltest du nicht dauerhaft aus Obst verzichten. Iss es einfach morgens oder als Snack zwischendurch.

Bei Getreideprodukten (Reis, Nudeln, usw.) solltest du ausschließlich Vollkornprodukte verwenden, da sie länger sättigen. Fett sollte nur sparsam verwendet werden, aber du kannst auch Alternativen wählen. Beispielsweise kann man alle Gerichte, die in der Fritteuse zubereitet werden, auch fettfrei im Backofen backen. Und bitte mach einen weiten Bogen um den Zucker!

Ach die Portionsgröße ist wichtig. Du kannst auch normale Gerichte kochen, die Kohlenhydrate enthalten. Du solltest darauf achten, dass du nur so viel isst, bis du satt bist und nicht mehr. Nachtisch hat auch viele Kalorien, manchmal genauso viele, wie die Hauptmahlzeit und natürlich viel Zucker.

Wir hoffen, dass wir dir helfen konnten, dein Ziel zu erreichen. Du kannst diese Methode öfters anwenden, wenn in der Zukunft mal wieder ein „Notfall" ansteht und du ein paar Pfunde rund um die Mitte verlieren willst.

Bis dahin wünschen wir dir, dass du mit einem neuen Bauchgefühl durch dein Leben gehst und neu zu deinem Körper gefunden hast, der dich immer begleitet.

Quellen

http://de.wikihow.com/Einen-Body-Wrap-zuhause-selber-machen (16.05.2017)

http://www.ernaehrung.de/tipps/allgemeine_infos/ernaehr13.php (15.05.2017)

http://www.fitforfun.de/abnehmen/fit-for-fun-diaet/tid-2955/blitzdiaet-fett-weg-in-3-tagen_aid_8835.html (14.05.2017)

http://www.fitforfun.de/bmi-rechner-und-co (15.05.2017)

https://www.fitnessletter.de/bauchmassage-foerdert-fettverbrennung/ (17.05.2017)

Impressum

Impressum und Verlag Sophia Thiemann

c/o Papyrus Autoren-Club, R.O.M. Logicware GmbH
Pettenkoferstr. 16-18, 10247 Berlin

Wichtiger Hinweis:

Die in diesem Buch enthaltenen Informationen dienen ausschließlich informativen Zwecken und dürfen unter keinen Umständen als Ersatz für eine professionelle Beratung oder Behandlung durch ausgebildete und anerkannte Ärzte angesehen werden. Diese beinhalten keinerlei Empfehlungen bezüglich bestimmter Diagnose- oder

Therapieverfahren. Die Inhalte dürfen niemals als eine Aufforderung zur Selbstbehandlung oder als Grundlage für Selbstdiagnosen und -medikation verstanden werden. Die Informationen spiegeln lediglich die Meinung des Autors wieder. Der Autor übernimmt für die Art oder Richtigkeit der Inhalte keine Garantie, weder ausdrücklich noch impliziert.

Sollten Inhalte des Buches gegen geltendes Recht verstoßen, dann bittet der Autor um umgehende Benachrichtigung. Die betreffenden Inhalte werden dann umgehend entfernt oder geändert.

Haftung für Links

Das Buch enthält Links zu externen Webseiten Dritter, auf deren Inhalte wir keinen Einfluss haben. Deshalb können wir für diese fremden Inhalte keine Gewähr übernehmen. Für die Inhalte der verlinkten Seiten ist stets der jeweilige Anbieter oder Betreiber der Seiten verantwortlich. Die verlinkten Seiten wurden zum Zeitpunkt der Verlinkung auf mögliche Rechtsverstöße überprüft. Rechtswidrige Inhalte waren zum Zeitpunkt der Verlinkung nicht erkennbar. Eine permanente inhaltliche Kontrolle der verlinkten Seiten ist jedoch ohne konkrete Anhaltspunkte einer Rechtsverletzung nicht zumutbar. Bei Bekanntwerden von Rechtsverletzungen werden wir derartige Links umgehend entfernen.

30527683R00043

Printed in Poland
by Amazon Fulfillment
Poland Sp. z o.o., Wrocław